RECHERCHES

SUR LE RÉSULTAT DES FRACTURES

DE LA MOITIÉ SUPÉRIEURE DE LA CUISSE

ET DE

LA MOITIÉ INFÉRIEURE DE LA JAMBE,

DONT SE COMPLIQUENT LES PLAIES PAR ARMES A FEU;

PAR M. HUTIN,

Médecin en chef de l'Hôtel impérial des Invalides.

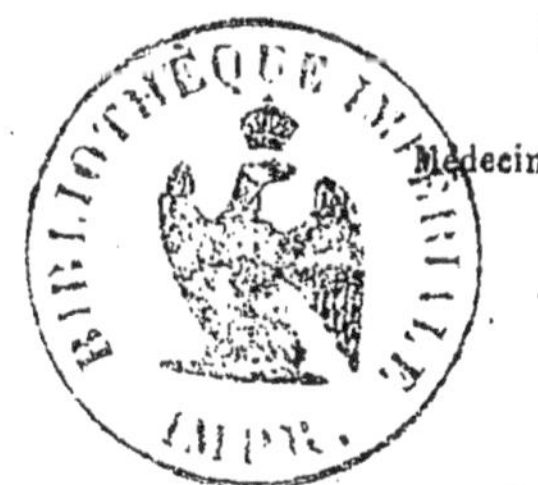

PARIS,

IMPRIMÉ PAR HENRI ET CHARLES NOBLET,

RUE SAINT-DOMINIQUE, 56.

1854

RECHERCHES

SUR LE RÉSULTAT DES FRACTURES

DE LA MOITIÉ SUPÉRIEURE DE LA CUISSE

ET

DE LA MOITIÉ INFÉRIEURE DE LA JAMBE,

DONT SE COMPLIQUENT LES PLAIES PAR ARMES A FEU.

———

Tous les chirurgiens s'accordent à regarder comme très-graves les fractures du fémur causées par les plaies d'armes à feu. Le nombre des victimes de ces lésions ne laisse aucun doute à ce sujet, et le résultat de l'expérience est tel, que beaucoup de praticiens n'hésitent pas à considérer les blessures de cette espèce comme mortelles, lorsqu'on n'a pas le soin de recourir promptement à l'amputation.

Si nous consultons les ouvrages des principaux médecins de l'armée, nous voyons que la plupart d'entre eux partagent cette opinion.

C'est d'abord Ravaton, s'exprimant ainsi dans son livre du *Chirurgien d'armée :*

« Les coups de feu qui fracassent l'os de la cuisse
« dans son entier sont si fâcheux, que j'ai vu périr
« ceux qui l'ont eu tous fracturé. J'ai épuisé bien
« des fois les ressources de l'art sans succès : inci-
« sion, extraction d'esquilles, saignées suffisantes
« faites au commencement, diète sévère, pansements,

« situation, soins infinis, rien n'a pu les garantir
« d'une mort inévitable. »

C'est ensuite Percy, disant dans ses *Réponses aux
questions épuratoires :*

« Le résultat de mes nombreuses observations sur
« les coups de feu à la cuisse avec fracture des os, est
« qu'à peine sur dix blessés il en réchappe deux. »

Puis Larrey, ajoutant dans sa *Clinique chirurgi-
cale :*

« Lorsque les coups (de feu) sont reçus au cen-
« tre ou à la partie supérieure de la cuisse, de maniè-
« re que le projectile la traverse d'avant en arrière
« en fracturant le fémur, l'amputation devient indis-
« pensable. »

Un homme d'une grande expérience, le docteur
Zinck, chirurgien en chef de l'armée du Nord, à An-
vers, portait très-haut la même conviction :

« Croyez-en ma vieille expérience de la chirurgie
« de bataille, disait-il ; on devrait toujours, mais
« toujours, ériger en principe absolu d'amputer la
« cuisse toutes les fois que le fémur a été fracturé
« comminutivement par un coup de feu. » (Clinique de Dupuytren.)

Le passage suivant, extrait de la clinique de M. Baudens, est tout aussi affirmatif :

« De toutes les fractures par armes à feu, celle qui
« réclame le plus impérieusement l'amputation est,
« sans contredit, la fracture du fémur. Toute frac-
« ture de cet os par coup de feu exige l'amputation
« immédiate. Voilà un de ces préceptes que les pseu-
« do-philanthropes considéreront comme étant beau-
« coup trop exclusif ; il leur faudra des victimes pour
« les convaincre. Pour mon compte, j'ai eu trop à

« déplorer la violation de cette loi pour désormais
« m'en écarter jamais. »

De leur côté, des praticiens non moins éminents, qui,
sans avoir appartenu longtemps à l'armée, l'ont cependant honorée par un trop rapide passage dans ses
rangs, ou qui ont eu dans les hôpitaux civils la triste
occasion d'observer aussi sur une grande échelle
les plaies par armes à feu, ont émis des opinions analogues. Ainsi, M. Gaultier de Claubry les partageait
quand il disait au cinquième volume du *Journal uni-
versel et hebdomadaire* :

« Lorsque j'arrivai sur le théâtre de la chirurgie
« militaire, je me permis de blâmer hautement la
« conduite de mes chefs, que j'appelais aussi rou-
« tinière et barbare ; je parvins même à porter quel-
« ques chirurgiens militaires à douter de la justesse
« de leurs déterminations, à hésiter, dans certains
« cas, à s'armer de l'instrument tranchant. Eh bien!
« les plus expérimentés m'assuraient que je ne tar-
« derais pas à revenir de mon erreur ; les autres ne
« tardèrent pas à gémir avec moi, eux, de leur blâ-
« mable condescendance, et moi, de la présomp-
« tueuse légèreté avec laquelle j'avais jugé une con-
« duite sanctionnée par une longue expérience, sans
« avoir réuni tous les éléments de la question. »

Plus loin, M. de Claubry ajoute qu'à l'armée d'Espa-
gne, presque tous les militaires dont la cuisse avait
été fracturée sont morts quand on ne les a pas amputés sur-le-champ.

M. Jobert de Lamballe, dans son *Traité des plaies
d'armes à feu*, s'exprime ainsi :

« Il résulte de ces faits assez nombreux, que toutes
« les fois que l'os (de la cuisse) a été brisé par une

« balle, chez un adulte dont les forces musculaires
« sont puissantes, il est survenu des inflammations
« graves et dont le malade n'a guéri, après des ora-
« gés épouvantables, qu'avec un membre difforme
« et raccourci. Je serais porté, en conscience, à pra-
« tiquer dans ces cas l'amputation, d'autant mieux
« que, presque toujours, les blessés succombent pen-
« dant la période aiguë ou à l'abondance de la sup-
« puration. »

« Je l'ai répété souvent, disait Dupuytren, et je le
« répète pour la dernière fois, d'après les faits dont
« j'ai été témoin, principalement en 1814, 1815 et
« 1830, mon opinion est sur ce point inébranlable.
« Dans les fractures compliquées, surtout dans cel-
« les par armes à feu, en rejetant l'amputation, on
« perd plus d'individus qu'on ne sauve de mem-
« bres. » (Leçons orales.)

Il serait inutile d'inscrire ici plus longuement les
convictions de tant d'autres grands chirurgiens sur
cette question. Elles se rapportent, à de rares ex-
ceptions près, à celles que je viens de résumer. Mais
de tout ce qui a été écrit sur la matière, rien ne paraît plus concluant que les faits énoncés dans un
mémoire inséré en 1831 dans le deuxième volume
de la *Gazette médicale de Paris*, par Ribes, l'un de mes
savants prédécesseurs dans le poste qui m'est confié.

Après avoir raconté les insuccès dont il avait été
témoin, Ribes ajoute :

« Quelque temps après, je fus rappelé à Paris. Je
« me promis bien d'examiner, à mon retour dans la
« capitale, les militaires invalides, présumant qu'il
« devait y en avoir parmi eux qui avaient été admis à
« l'Hôtel par suite de la fracture du milieu du fémur

« causée par des coups de feu. Aussitôt après mon
« arrivée, je me mis à faire la recherche que je
« m'étais proposée. Logeant alors à l'Hôtel, j'en
« parcourus toutes les divisions, j'examinai tous les
« militaires, et je n'en trouvai aucun qui eût eu le
« fémur fracturé et avec plaie des parties molles
« voisines. Parmi les cuissards, je n'en vis pas un
« qui eût eu la cuisse coupée par suite de la fracture
« du milieu du fémur. Tous ces individus avaient
« été amputés pour des plaies pénétrant dans l'ar-
« ticulation du genou, ou pour la fracture du tiers
« inférieur du fémur, compliquée du fracas de l'os.
« Ainsi, puisque sur quatre mille invalides qu'il y
« avait alors à l'Hôtel, il ne s'en trouvait pas un qui
« eût eu de fracture du milieu du corps du fémur, ni
« qui eût été amputé par suite d'un accident de cette
« espèce, j'en conclus que tous les individus ayant
« éprouvé une fracture du milieu du fémur, avec
« plaies des parties voisines, étaient morts sur le
« champ de bataille, ou plus ou moins de temps après
« avoir reçu la blessure; car il est impossible qu'un
« grand nombre de militaires n'aient pas éprouvé
« cet accident. Une chose me frappa vivement, c'est
« qu'il n'y avait pas non plus alors à l'hôtel un seul
« invalide par cause de la fracture de la moitié infé-
« rieure des os de la jambe, par suite de coups de
« feu. »

Un peu plus bas Ribes dit:

« Rentré aux Invalides, après les campagnes de
« Russie et de Saxe, je fus fort étonné de voir arriver
« successivement, de 1814 à 1822, sept malades à
« l'infirmerie ayant eu le fémur fracturé dans son
« milieu; mais la solution de continuité paraissait

« avoir eu lieu, chez quelques-uns, vers la partie
« supérieure du tiers moyen, ou à la partie supé-
« rieure du tiers inférieur, ce qui est à peu près
« comme si elle était arrivée directement dans le
« milieu de l'os, parce que, dans ce point, les frac-
« tures sont encore très-graves et même mortelles.
« Sur les sept militaires en question, cinq sont
« morts des suites de leurs blessures : le premier a
« succombé 15 ans après son accident ; le deuxième 29
« ans après ; le troisième 30 ans après ; le cinquiè-
« me, 13 ans ; le septième 14 ans après avoir été bles-
« sés. Les quatrième et sixième sont sortis de l'hôtel
« étant toujours très-gravement affectés. Il est pro-
« bable que ces deux militaires ont succombé à la
« force de leur mal, et, s'ils ne sont pas morts, leur
« état doit être encore bien malheureux. »

La conclusion de l'auteur est que , « dans le fracas
« produit aux os des membres inférieurs par les
« coups de feu, presque toujours le moindre retard
« dans l'amputation peut compromettre la vie du
« blessé. »

Disons d'abord avec M. Malgaigne (séance de l'A-
cadémie, du 8 août 1848) : « Il ne faut pas se laisser
« prendre à ce mot de *fracas produit aux os* ; l'au-
« teur (Ribes) laisse assez voir dans le cours de son
« mémoire que ce fracas lui paraît inséparable de la
« fracture ; il cite même, comme pour éclairer sa
« pensée, deux blessés ayant des fractures du fémur,
« qui, ayant été frappés de loin, lui semblaient de-
« voir porter des fractures nettes, et qui moururent
« même un peu plus vite que les autres. » Il est bien
difficile, en effet, qu'une balle pénétrant les tissus
avec assez de force pour fracturer le fémur, le fasse

sans esquilles; du moins, si cela arrive, il est certain que les cas en sont fort rares ; car, d'après la déclaration de ceux de nos vieux militaires dont il sera question tout à l'heure , aucun d'eux n'a présenté cette simplicité de lésion osseuse.

Lorsque le mémoire de Ribes parut , il fit une grande sensation, et il était difficile qu'il en fût autrement. Rédigé par un homme qui , pendant de longues années, avait suivi avec distinction nos armées sur de vastes champs de bataille, en acquérant une incontestable expérience; par un homme d'un haut mérite et d'une probité scientifique dont personne n'a le droit de douter, venant donner le résumé de recherches spéciales faites au milieu de quatre mille anciens blessés, ce travail devenait, en quelque sorte, le complément des idées émises déjà par les chirurgiens les plus compétents en pareille matière.

Au mois d'août 1848, lorsque tant d'intéressantes communications furent faites à l'Académie de médecine sur les plaies d'armes à feu, plusieurs orateurs rappelèrent les faits énoncés par Ribes ; mais son expérience personnelle fut moins invoquée que les résultats auxquels sa visite des Invalides l'avait conduit. Il était, au fait, assez surprenant de ne pas voir dans cet asile, si riche en grandes mutilations par armes de guerre, un seul homme ayant échappé aux dangers des coups de feu accompagnés de la fracture du fémur dans sa partie moyenne ou au-dessus; car, ainsi que le dit Ribes lui-même, les deux cuisses formant au moins un huitième du corps, il devait se trouver dans cette maison un bon nombre de militaires avec des traces de cette fracture.

Partageant l'opinion généralement admise sur la gravité des blessures qui nous occupent, tant par suite de ce que j'avais observé pendant un séjour de près de douze années en Algérie, comme chef du service chirurgical de divers hôpitaux, que par la conviction qu'avaient fait naître dans mon esprit les assertions des maîtres de l'art, j'ai voulu cependant reprendre les investigations de Ribes; car il était possible que ce qui n'existait pas au moment où il fit son travail se fût présenté depuis; et, d'un autre côté, je trouvais fort juste la remarque de M. le professeur Roux, qui, dans une des séances de l'Académie, disait en 1848, au sujet des assertions en question : « Ne « pourrait-il pas y avoir un certain nombre de cas « sur lesquels l'enquête n'eût pas porté, malgré tous « les soins qui présidèrent à ces recherches? Il n'est « pas permis de l'affirmer, mais il peut entrer dans « l'esprit quelques doutes difficiles à écarter complè-« tement. »

Les résultats auxquels je suis arrivé sont bien différents de ceux de mon vénérable prédécesseur. On va voir qu'ils sont de nature à infirmer plus d'une croyance; ils ont, je l'avoue, singulièrement ébranlé la mienne, en changeant mes convictions.

Il y a deux points à examiner dans les données de Ribes : les fractures de la cuisse au-dessus de son milieu, et les fractures de la jambe dans sa moitié inférieure.

J'ai porté mon examen sur l'un et l'autre de ces deux genres de lésion.

Sur un effectif de 4,370 hommes dont j'ai constaté les mutilations à l'Hôtel des Invalides, de 1847 à 1853, j'ai trouvé 143 amputés de la cuisse et 230 amputés de la jambe.

Les causes de ces amputations se trouvent réparties de la manière suivante :

1° *Amputés de la cuisse pour :*

Coups de feu fracturant comminutivement le fémur dans son cinquième inférieur.	10
Coups de feu fracturant comminutivement le fémur dans son tiers inférieur.	6
Coups de feu fracturant comminutivement le fémur dans son milieu.	5
Coup de feu au tiers inférieur du fémur, esquilles nombreuses, fusées purulentes. (Désarticulé de la cuisse par M. Baudens).	1
Boulet dans les parties molles, sans fracture.	1
Coups de feu aux genoux.	51
Coups de feu avec fracture au tiers supérieur de la jambe.	13
Coups de feu avec fracture au tiers moyen de la jambe, au-dessus du milieu.	4
Coups de feu avec fracture au milieu de la jambe.	5
Coups de feu avec fracture au tiers moyen de la jambe, au-dessous du milieu.	7
Coups de feu avec fracture au tiers inférieur de la jambe.	7
Coups de feu au pied et dans l'articulation tibio-tarsienne.	5
Baguette de fusil traversant le genou.	1
Tumeurs blanches dues à diverses causes.	7
Ostéite du fémur due à une chute. (Désarticulation de la cuisse par M. Hénot).	1
Fractures multiples du fémur (dont un désarticulé par M. Sédillot).	2
Fractures multiples de la jambe.	2
Fractures de jambes par écrasement de voitures, de mâts de navires, etc.	6
Fractures de jambes par coup de pied de cheval.	5
Froissement ou arrachement du genou, les hommes étant traînés par leurs chevaux.	4
Total	143

2° *Amputés de la jambe pour :*

Fractures par coups de feu au pied, dans les malléoles, au coude-pied.	104
Fractures par coups de feu au-dessus desmalléoles.	5
Fractures par coups de feu au quart inférieur de la jambe.	39
Fractures par coups de feu au tiers inférieur.	20
Fractures par coups de feu au milieu.	12
Fractures par coups de feu au tiers moyen, au-dessus du milieu.	6
Fracture du quart inférieur de la jambe avec plaie, causée par des fragments de rocher.	1
Plaies d'armes à feu, sans fracture.	3
Brûlure, suite d'explosion de sac à poudre.	1
Fractures de jambes, suites de chutes, d'écrasement.	19
Entorses (dont 3 amputés dans les malléoles).	11
Congélation des pieds.	5
Ulcères aux jambes.	2
Gangrène sénile du pied.	1
Ulcère carcinomateux au talon.	1
Total.	230

Comme on le voit par ce tableau, parmi les cuissards, vingt ont été amputés pour des coups de feu fracturant comminutivement le fémur avec plaies, c'est-à-dire à peu près *un* sur *sept* ; et parmi les amputés de la jambe, quatre-vingt-deux ont subi l'amputation pour des accidents analogues aux deux os de la jambe ; c'est à peu près le *tiers*.

Les fractures de la cuisse avaient eu lieu chez :

10 hommes, immédiatement au-dessus des condyles.

6 hommes, au tiers inférieur.

5 hommes, au milieu.

Les fractures de la jambe avaient eu lieu chez :

    5 hommes, immédiatement au-dessus des malléoles.
   39 hommes, au quart inférieur de la jambe.
   20 hommes, au tiers inférieur.
   12 hommes, au milieu.
    6 hommes, au tiers moyen, au-dessus du milieu.

Nous ne trouvons aucun amputé de la cuisse pour fracture du genre de celles qui nous occupent, au-dessus du milieu du fémur. Nous ne trouvons non plus aucun amputé de la jambe pour des lésions semblables au-dessus de son tiers moyen : la cause de cette dernière particularité est vraisemblablement la préférence qui a dû être donnée alors à l'amputation au-dessus du genou. Mais quelle est celle de la première ? Si elle n'est pas un cas fortuit, qu'il serait assez difficile d'admettre, elle tient probablement à ce que, s'il y a eu des fractures situées plus haut, auxquelles on a opposé l'amputation, cette opération a été pratiquée en un point très-élevé de la cuisse, et que les malades ont succombé.

En continuant mes investigations, je suis arrivé à des données bien plus inattendues que les précédentes ; et c'est surtout pour les faire connaître que j'ai rédigé ces lignes.

J'ai trouvé un bon nombre d'anciens militaires qui ont eu des fractures comminutives de la cuisse ou de la jambe par suite de coups de feu avec plaies plus ou moins déchirées des parties molles, qui n'ont pas été amputés, et chez lesquels la guérison s'est faite sans laisser d'autres accidents ultérieurs que les douleurs irrégulières et intermittentes inséparables des graves blessures, et plus ou moins de claudication.

C'est ainsi que parmi ces individus non amputés :

10 ont eu le fémur fracturé au cinquième inférieur.

8 ont eu le fémur fracturé dans le tiers inférieur.

1 a eu le fémur fracturé dans le tiers moyen au-dessous du milieu.

20 ont eu le fémur fracturé au milieu.

7 ont eu le fémur fracturé dans le tiers moyen, au-dessus du milieu.

7 ont eu le fémur fracturé dans le tiers supérieur.

10 ont eu le fémur fracturé dans le quart supérieur, dont quatre ont des fractures du col ou dans le grand trochanter, et qui ont guéri avec ou sans ankylose.

Ce qui donne :

18 fractures au-dessous du tiers moyen de la cuisse.

28 fractures dans le tiers moyen.

17 fractures au-dessus du tiers moyen.

Ou bien encore :

20 fractures dans le milieu de la cuisse.

19 fractures au-dessous du milieu.

24 fractures au-dessus du milieu.

D'où il résulte que nous avons moins d'hommes avec des fractures de ce genre, au-dessous du milieu de la cuisse, que dans ce milieu même, et moins encore dans celui-ci qu'au-dessus.

Ces proportions exprimées plus rigoureusement font voir que nos fractures du fémur, situées au-dessous du milieu, sont au nombre total des fractures du fémur de même nature comme 1 est à 3,31, ou moins que le tiers; que celles du milieu sont à ce même nombre comme 1 est à 3,15, ou à peu près le tiers, et celles situées au-dessus comme 1 est à 2,64, ou plus du tiers.

Quant aux invalides non amputés atteints de fractures comminutives des deux os de la jambe, avec plaies à la suite de coups de feu, ils se répartissent comme il suit :

Fractures au quart supérieur de la jambe. 6
Fractures au tiers supérieur................. 10
Fractures au tiers moyen, au-dessus du milieu.. 4
Fractures au milieu......................... 22
Fractures au tiers moyen, au-dessous du milieu.. 2
Fractures au tiers inférieur................. 20
Fractures au quart inférieur.. 12

Ce qui donne :

16 fractures au-dessus du tiers moyen.
28 fractures au tiers moyen.
32 fractures au-dessous du tiers moyen.

Ou bien encore :

22 fractures dans le milieu de la jambe.
20 fractures au-dessus du milieu.
34 fractures au-dessous du milieu.

Il suit de là que les exemples de guérison de ces fractures de jambe les moins fréquents à l'hôtel, sont ceux de la moitié supérieure; et que les plus communs sont ceux de la moitié inférieure. Un calcul plus exact démontre que celles situées au-dessus du milieu sont au total comme 1 est à 3,45, moins que le tiers; et celles situées au-dessous comme 1 est à 2,20, presque la moitié.

Si nous rapprochons les faits précédents les uns des autres, nous pourrons former le tableau comparatif suivant :

1° Invalides ayant eu la cuisse fracturée avec plaies par coups de feu.

	AMPUTÉS.	GUÉRIS sans AMPUTATION.
Au cinquième inférieur......................	10	10
Au tiers inférieur...........................	6	8
Au tiers moyen, au-dessous du milieu....	»	1
Au milieu...................................	5	20
Au tiers moyen, au-dessus du milieu....	»	7
Au tiers supérieur..........................	»	7
Au quart supérieur.........................	»	10
TOTAUX......	21	63

2° Invalides ayant eu les deux os de la jambe fracturés avec plaies par coups de feu.

	AMPUTÉS.	GUÉRIS sans AMPUTATION.
Immédiatement au-dessus des malléoles.	5	»
Au quart inférieur de la jambe...........	39	12
Au tiers inférieur..........................	20	20
Au tiers moyen, au-dessous du milieu....	»	2
Au milieu.	12	22
Au tiers moyen, au-dessus du milieu....	6	4
Au tiers supérieur...............	»	10
Au quart supérieur.........................	»	6
TOTAUX......	82	76

On voit par là que :

	AMPUTÉS.	GUÉRIS sans AMPUTATION.
Les fractures du *milieu* de la CUISSE ont donné...................................	5	20
Celles situées *au-dessous du milieu* ont donné...................................	16	19
Celles situées *au-dessus du milieu* ont donné...................................	"	24
Les fractures du *milieu* de la JAMBE ont donné...................................	12	22
Celles situées *au-dessus du milieu* ont donné...................................	6	20
Celles situées *au-dessous du milieu* ont donné...................................	64	34

C'est-à-dire que, pour les fractures de la cuisse à la partie moyenne, il y a quatre fois plus d'invalides vivants parmi les non-amputés que parmi les amputés; et que, pour les fractures situées au-dessus du milieu, nous n'avons pas à l'Hôtel d'amputés vivants, tandis qu'il y en a vingt-quatre guéris sans amputation.

Et, d'un autre côté, parmi les 132 hommes atteints jadis de fractures de jambe à la partie moyenne et au-dessous, nous en avons cinquante-six, ou la moitié moins cinq, qui ont guéri en conservant leur membre.

En recherchant l'espace de temps qui a séparé l'amputation de la blessure, j'ai trouvé les renseignements suivants :

1° Amputations de cuisses à la suite de coups de feu fracturant le fémur dans :

A. Le cinquième inférieur.
- 5 hommes amputés le jour même.
- 2 hommes amputés trois jours après.
- 1 homme amputé trois mois après.
- 1 homme amputé six mois après.
- 1 homme amputé deux ans après.

B. Le tiers inférieur....
- 2 hommes amputés le jour même.
- 1 homme amputé le lendemain.
- 2 hommes amputés dix jours après.
- 1 homme amputé un mois après.

C. Le milieu.........
- 2 hommes amputés le jour même.
- 1 homme amputé le lendemain.
- 1 homme amputé huit jours après.
- 1 homme amputé un mois après.

2° Amputations de jambes à la suite de coups de feu fracturant les deux os dans :

A. Le quart inférieur....
- 9 hommes amputés le jour même ou le lendemain.
- 6 hommes amputés de deux à six jours après.
- 2 hommes amputés de vingt à vingt-cinq jours après.
- 1 homme amputé un mois après.

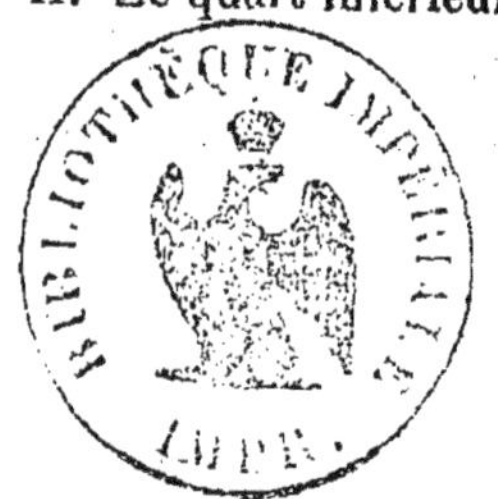

A. Le quart inférieur....
- 2 hommes amputés deux mois après.
- 5 hommes amputés de trois à six mois après.
- 2 hommes amputés un an après.
- 3 hommes amputés de un à deux ans après.
- 1 homme amputé trois ans après.
- 1 homme amputé seize ans après.
- 1 homme amputé vingt-trois ans après.
- 1 homme amputé trente ans après.

B. Le tiers inférieur. ...
- 15 hommes amputés le jour même ou le lendemain.
- 1 homme amputé huit jours après.
- 1 homme amputé cinq mois après.
- 1 homme amputé dix ans après.
- 2 hommes amputés vingt-six ans après.

C. Le milieu............
- 7 hommes amputés le jour même, dont un amputé dans le genou avec ablation de la rotule.
- 4 hommes amputés de deux à quatre jours après.
- 1 homme amputé deux mois après.
- 2 hommes amputés de trois à quatre mois après, dont un amputé dans le genou, la rotule n'ayant pas été enlevée.
- 1 homme amputé vingt-un ans après.
- 2 hommes amputés de trente à trente-un ans après.
- 1 homme amputé quarante-deux ans après.

Les documents précédents démontrent que ce qui paraissait si rare, au temps où Ribes écrivait, l'est devenu beaucoup moins pour nous ; et ce qui change en certitude le doute émis par M. le professeur Roux, et rapporté plus haut, c'est que 1 amputé de la cuisse par suite de fracture dans son milieu, 4 amputés de la jambe pour fracture dans son quart inférieur, 2 individus guéris sans amputation de fractures de cuisse par coups de feu dans leur par-

tie supérieure, et 6 autres guéris de fractures semblables des deux os de la jambe à la moitié inférieure, ont été admis à l'Hôtel des Invalides de 1816 à
1828, et s'y trouvaient par conséquent à l'époque où
mon honorable prédécesseur fit paraître son travail. Ils n'ont eu aucune connaissance de la recherche à laquelle il s'est livré.

Ribes n'a parlé dans son mémoire que des fractures intéressant les deux os de la jambe ; et, dans les
détails statistiques ci-dessus énoncés, je n'ai fait entrer que ces doubles fractures. J'ajouterai que, parmi
les hommes non amputés, les fractures d'un seul
des deux os de la jambe m'ont donné les chiffres suivants :

	Au quart supérieur	0
	Au tiers supérieur	3
	Au tiers moyen au-dessus du milieu	2
1° Fractures du tibia seul.	Au milieu	6
	Au tiers moyen au-dessous du milieu	1
	Au tiers inférieur	5
	Au quart inférieur	4
	Total	**21**

	Au quart supérieur	1
	Au tiers supérieur	3
	Au tiers moyen, au-dessus du milieu	3
2° Fractures du péroné seul.	Au milieu	6
	Au tiers moyen, au-dessous du milieu	0
	Au tiers inférieur	12
	Au quart inférieur	2
	Total	**27**

Il est évident que la fracture d'un seul os est bien

loin d'avoir la même gravité que celle des deux os
ensemble ; et je me serais abstenu d'en parler, si
mes recherches ne m'avaient amené, pour ainsi dire
involontairement, à ce dernier relevé. J'ai pensé
qu'il pouvait être considéré comme le complément
des autres.

Deux questions se présentent maintenant à résoudre :

Dans quelles proportions les blessés qui nous ont
occupé guérissent-ils ?

Quelle est la guérison qui les attend? et ne vau-
drait-il pas mieux pour eux être amputés, que d'a-
voir conservé leurs membres mutilés ?

Il est tout-à-fait impossible de répondre à la première de ces questions d'une manière satisfaisante.
Pour le faire, en effet, il faudrait pouvoir dresser des
tables comparatives ; savoir combien d'hommes atteints de lésions du même genre ont été amputés;
combien ne l'ont pas été; combien il en est mort
dans les deux cas, et combien enfin ont été amenés
à une guérison définitive. Une semblable statistique
n'a jamais été faite ; mais on pourrait l'établir avec le
temps. Pour cela, il faudrait demander le concours
des médecins militaires de toutes les nations. J'ai la
conviction qu'ils s'occuperaient avec zèle de ces documents, car il s'y rattache un intérêt d'humanité assez puissant pour qu'ils répondent à cet appel avec
tout le consciencieux dévouement dont ils ne ces-
sent de donner des preuves dans leurs autres œuvres.

En attendant que ce travail soit fait et apporte des
chiffres comparatifs exacts et nombreux, on voit, par
les nôtres, que les guérisons sont dans des proportions
dignes d'une sérieuse méditation. Ribes a donné l'his-

toire de cinq militaires sur sept qui sont morts, dit-il, des suites de pareilles blessures, treize, quatorze, vingt-sept, vingt-neuf et trente ans après les avoir reçues. Peut-être conviendrait-il de défalquer de ce nombre celui des malades qui a succombé treize années après, puisque, au dire de mon célèbre prédécesseur, « Martin fut atteint d'une petite toux qui al-
« la en augmentant, et finit par devenir violente et
« être accompagnée de crachats purulents. La suppu-
« ration de la cuisse diminua considérablement. Le
« malade tomba dans le marasme, et mourut dans
« un état complet de consomption. »

Il est possible qu'il y ait eu là une résorption puru-lente, je ne le nie pas ; mais puisque la suppuration n'a diminué qu'après l'apparition de crachats purulents, il pourrait se faire aussi qu'une pneumonie seule eût amené la terminaison fatale que Ribes semble attri-buer à la pyoémie.

En parlant d'un autre malade, celui qui fait le sujet de sa première observation, Ribes dit : « Combien de douleurs l'amputation sur-le-champ ne lui eût-elle pas épargnées ! » Cette pensée, qui fait le fond de son mémoire, atteste qu'il ne doutait guère de la réussite d'une opération aussi grave. Mais qui ne sait com-bien sont problématiques les succès des amputations de cuisse en général, surtout en un point élevé, et plus encore lorsque le membre et l'organisme tout entier se trouvent fortement ébranlés par des projectiles de guerre reçus dans la cuisse même ? Si, dans les guerres civiles, les blessés sont immédiatement portés, avec ménagement, et sur des brancards, dans des lits qu'ils conservent habituellement jusqu'à la terminaison de leur maladie, les conditions ne sont plus les mêmes en campagne. Restés souvent pendant un temps assez long sur le champ de bataille, transportés à dos d'homme ou de bête de somme, ou sur des charrettes plus ou moins dures, les blessés se trouvent évacués d'une ambulance sur un hôpital, de celui-ci sur un autre, etc., etc. Il est certain qu'alors il y a pour eux moins de douleur à être amputés avant d'être soumis à ces péripéties, qu'à les subir avec une cuisse fracturée ; mais le résultat final en est-il plus heureux ? Aux armées, on compte facilement ces succès, tant ils sont rares ! J'avoue, pour ma part, avoir vu guérir relativement fort peu d'amputés de la cuisse à la suite de fractures par coups de feu dans la partie moyenne et au-dessus ; et je serais tenté de répéter l'exclamation de Ribes, mais en lui donnant un tout autre sens que le sien.

Comme M. Baudens, j'ai éprouvé plus d'un mécompte de l'expectation ; mais je n'ai pas obtenu de résultats bien sensiblement meilleurs en amputant.

La seconde question posée plus haut n'est pas moins importante : il est heureusement plus facile de la résoudre par ce qui existe aux Invalides. A coup sûr on ne pourrait pas, sans s'exposer à de puissantes objections, conclure d'un petit nombre de faits à la généralité des cas ; cependant, à défaut d'autres plus nombreux, on peut raisonner d'après eux. Presque tous les militaires dont j'ai donné le chiffre ont été blessés dans les grandes guerres de l'Empire. Tous ont des raccourcissements plus ou moins prononcés et quelque difformité du membre lésé. Mais, contrairement aux malades dont Ribes a parlé, aucun d'eux n'est exposé à des douleurs habituelles autres que celles dont s'accompagne la majorité des blessures moins sérieuses. Ils souffrent moins souvent que certains amputés, et leurs souffrances ne sont ni plus longues ni plus violentes que celles de ces derniers, avec lesquelles elles ont, du reste, plus d'une analogie. Aucun n'est affecté d'une manière constante ou régulière, soit de tuméfaction, soit d'abcès, soit de fistules dont ces lésions seraient la source : deux seulement se trouvaient dans ce cas ; ils sont morts depuis plusieurs années. Chez quelques-uns, il y a eu, à des époques reculées, issue de quelques esquilles secondaires ou tertiaires ; une fatigue prolongée amène quelquefois une certaine tension inflammatoire ; mais depuis huit ans que j'habite l'Hôtel, aucun n'a paru à l'infirmerie pour ces faits ; et, au dire de tous, il y a plus de vingt ans que leurs membres mutilés n'ont été le siège d'aucune plaie, d'aucun accident relatif à leurs blessures.

Quelques hommes de cette catégorie sont morts, trente ou quarante ans après leurs fractures. On peut voir, par les pièces conservées, que les os étaient aussi sains que possible ; on n'y trouve aucune trace de nécrose ou d'exfoliation. L'un des deux mentionnés dans le paragraphe précédent avait eu le fémur fracassé dans ses trochanters : les esquilles se sont soudées, et, pendant onze années, les plaies sont restées fermées. Au bout de ce temps, elles se sont ouvertes cinq fois en quatre ans pour laisser sortir des fragments osseux ; puis elles se sont cicatrisées pour ne plus s'ouvrir ; il n'y avait pas d'ankylose de l'articu- lation voisine.

Sur une autre pièce, on trouve enclavée dans le tiers supérieur de l'os, soudé parfaitement, mais dans une direction vicieuse, la balle qui l'avait fracturé trente ans avant sa mort.

Ceux des blessés qui vivent encore peuvent dire eux-mêmes en quel état ils se trouvent. Il n'y en a pas qui ne préfèrent à une jambe de bois le membre dont ils se servent si bien depuis tant d'années, et au raccourcissement duquel on remédie à l'aide de chaussures plus élevées.

Les faits qui précèdent m'ont paru dignes de fixer l'attention des chirurgiens. Venant en contradiction avec ceux de Ribes, qui ont produit un certain émoi, et dans lesquels beaucoup de praticiens ont puisé leur foi sur le traitement des plaies qui nous occupent, ils ont à leur tour quelque signification. Ils démontrent que l'on ne doit pas adopter exclusivement le précepte de recourir *toujours* à l'amputation dans les cas dont il s'agit, et qu'il est de ces fractures dont on peut espérer une guérison bonne et durable, quoiqu'elle ne laisse qu'un membre difforme.

Toutefois, qu'on ne me suppose pas l'idée de vouloir insinuer que les fractures de la moitié supérieure du fémur ou de la moitié inférieure des os de la jambe, dont se compliquent les plaies par armes à feu, sont moins graves qu'elles le sont réellement. Je les considère, au contraire, comme devant être constamment rangées parmi les lésions les plus redoutables. Mais j'ai voulu faire voir qu'elles ne sont pas nécessairement mortelles si l'on n'a pas recours à l'amputation, et que, sur ce point, l'Hôtel des Invalides, d'où est partie, il y a plus de vingt ans, une sérieuse accusation contre les ressources d'une chirurgie conservatrice, a offert, depuis, un ensemble de faits assez nombreux pour la combattre.

Je n'ai pas eu d'autre but.